Inhaltsverzeichnis

Einführung

Wenn Sie noch nie von der nordischen Ernährung gehört haben, stellen Sie sich vielleicht einen Teller schwedischer Fleischbällchen vor, die bei Ikea verkauft werden. Tatsächlich liegt bei diesem Ernährungsstil jedoch eine gesündere Kost im Vordergrund, darunter viele pflanzliche Lebensmittel, zu deren Verzehr Ernährungswissenschaftler uns immer ermutigen. Und obwohl die Daten bisher begrenzt sind, deuten mehrere Studien darauf hin, dass die Einhaltung eines nordischen Ernährungsmusters den Gewichtsverlust fördern und den Blutdruck senken kann.

Wie der Name schon sagt, umfasst die nordische Ernährung Lebensmittel, die aus der Region stammen oder traditionell in Dänemark, Finnland, Island,

Norwegen und Schweden gegessen werden. Die in Zusammenarbeit mit dem renommierten Kopenhagener Gourmetrestaurant NOMA entwickelte Diät legt Wert auf die Verwendung saisonaler, gesunder und regionaler Lebensmittel. Die nordische Region liegt im Nordwesten Europas und besteht aus skandinavischen Ländern (Schweden, Norwegen und Dänemark), Island und Finnland. Die nordische Ernährung besteht aus Lebensmitteln, die in dieser relativ kalten Region der Welt lokal und saisonal verfügbar sind. Es enthält zwar einige traditionelle Gerichte, ist aber auf gesundheitliche Vorteile ausgerichtet, sodass von einigen traditionellen Lebensmitteln (denken Sie an die schwedischen Fleischbällchen von IKEA) immer noch abgeraten wird oder sie minimiert werden. Ähnlich wie die mediterrane Ernährung basiert sie hauptsächlich auf Pflanzen und konzentriert sich auf Vollkornprodukte, Hülsenfrüchte und Beeren. Die Ernährung ist reich an fetten Fischarten, die in der kalten Ostsee vorkommen, zum Kochen wird jedoch anstelle von Olivenöl Rapsöl (Rapsöl) verwendet.

Ein wichtiger, aber nicht ernährungsphysiologischer Vorteil der nordischen Ernährung ist ihre geringe Auswirkung auf die Umwelt. Da die Ernährung auf lokal verfügbaren Lebensmitteln basiert, ist der CO_2-Fußabdruck der Zutatenbeschaffung sehr gering – wenn Sie in den nordischen Ländern leben. Wenn Sie sich als Westler für diese Diät entscheiden, empfiehlt es sich, die empfohlenen Lebensmittel an Ihre Region anzupassen, um Ihren eigenen CO_2-Fußabdruck zu reduzieren. Versuchen Sie zum Beispiel, die nordische Preiselbeere durch Preiselbeeren oder die Heidelbeere durch Blaubeeren zu ersetzen.

„Die nordische Ernährung ist ein gesundes Ernährungsmuster, das viele Elemente mit der mediterranen Ernährung gemeinsam hat", sagt Dr. Frank Hu, Professor für Ernährung an der Harvard TH Chan School of Public Health. Auch die Mittelmeerdiät – die weithin als die beste Ernährungsweise zur Vorbeugung von Herzerkrankungen gilt – legt Wert auf pflanzliche Lebensmittel. Beide Diäten umfassen mäßige Mengen Fisch, Eier und kleine Mengen Milchprodukte, beschränken jedoch verarbeitete Lebensmittel, Süßigkeiten und rotes Fleisch. Während die mediterrane Ernährung Olivenöl beinhaltet, bevorzugt die nordische Ernährung Rapsöl (auch bekannt als Canolaöl). Rapsöl ist wie Olivenöl reich an gesunden einfach ungesättigten Fettsäuren. Es enthält aber auch etwas Alpha-Linolensäure, eine pflanzliche Omega-3-Fettsäure, die den Omega-3-Fettsäuren ähnelt, die in Fisch vorkommen. Natürlich spielt fetter Fisch – die reichste Nahrungsquelle für Omega-3-Fettsäuren – sowohl in der nordischen als auch in der mediterranen Ernährung eine Rolle (versuchen Sie es mit zwei bis drei Portionen pro Woche).

Die nordische Ernährung legt auch Wert auf hochwertige Kohlenhydrate: Getreide, Cracker und Brote aus Vollkorngerste, Hafer und Roggen. Amerikaner kennen vielleicht die schwedischen Wasa- Knäckebrote, von denen die meisten aus Vollkornprodukten hergestellt werden. In Dänemark ist ein dichtes, dunkles Sauerteigbrot namens Rugbrød beliebt. Diese Vollkornprodukte liefern eine Fülle herzschützender

Nährstoffe, darunter Ballaststoffe, Vitamine, Mineralien und Antioxidantien.

Der Verzehr vieler Beeren ist ein weiterer einzigartiger Aspekt der nordischen Ernährung, der möglicherweise einige ihrer gesundheitlichen Vorteile ausmacht. Untersuchungen von Harvard-Wissenschaftlern haben ergeben, dass der Verzehr reichlicher Beeren (wie Blaubeeren und Erdbeeren) zu einer geringeren Gewichtszunahme und einem geringeren Risiko für einen Herzinfarkt führt. Beeren sind ausgezeichnete Quellen für pflanzliche Chemikalien, sogenannte Anthocyane, die offenbar den Blutdruck senken und die Blutgefäße flexibler machen. Zu den Grundnahrungsmitteln der nordischen Ernährung gehören Vollkorngetreide wie Roggen, Gerste und Hafer; Beeren und andere Früchte; Gemüse (insbesondere Kohl und Wurzelgemüse wie Kartoffeln und Karotten); fetter Fisch wie Lachs, Makrele und Hering; und Hülsenfrüchte (Bohnen und Erbsen).

Kapitel eins

Überblick über die nordische Ernährung

Es mag überraschen, aber Skandinavien lebt nicht von Fleischbällchen und dänischen Butterkeksen. Tatsächlich hat die Region, die Norwegen, Schweden, Finnland, Dänemark und Island umfasst, eine jahrhundertealte Tradition des Verzehrs vollwertiger und pflanzlicher Lebensmittel. Die nordische oder skandinavische Ernährung bezeichnet einen modernen Ernährungsstil, der auf diesen traditionellen Lebensmitteln basiert. Die Ernährung ist reich an komplexen Kohlenhydraten, magerem Eiweiß und gesunden Fetten und enthält wenig verarbeitete Lebensmittel, Zucker und rotes Fleisch. Außerdem wird Wert auf die Auswahl von Lebensmitteln mit einem geringeren ökologischen Fußabdruck gelegt.

Eine Nordische Diät ist eine Ernährung, die auf pflanzlichen Lebensmitteln basiert. Diese Art der Ernährung wurde in den letzten Jahrzehnten intensiv untersucht und hat sich als vorteilhaft für die Herzgesundheit, den Gewichtsverlust und die allgemeine körperliche Gesundheit erwiesen. Die Nordische Diät folgt den Prinzipien des „achtsamen Essens", was bedeutet, dass man über den Tag verteilt kleine Portionen isst und nicht gedankenlos zwischendurch naschen muss. Es wurde in den 1950er Jahren von Dr. Ancel Keys entwickelt und wird auch heute noch von vielen Menschen in Skandinavien befolgt. Die nordische Diät ist eine kohlenhydratarme, fett- und proteinreiche Diät, die nachweislich viele gesundheitliche Vorteile hat. Der Hauptunterschied zwischen dieser Diät und anderen Diäten besteht darin, dass die Ketose dazu führt, dass Ihr Körper weniger Fett speichert, weil er diese in nutzbare Energie umwandelt. Auch wenn dies bei verschiedenen Diäten möglich ist, sagen viele Gesundheitsexperten, dass Ketose Stress reduziert, weil bei einer ketogenen Diät der Insulinspiegel schnell ausgeschüttet wird. Die Nordische Diät ist eine kohlenhydratarme, proteinreiche und pflanzliche Diät in Finnland. Der Hauptunterschied zwischen dieser Diät und anderen Diäten besteht darin, dass die Ketose dazu führt, dass der Körper weniger Fett speichert, da die körpereigenen Reserven zu Brennstoff werden. Obwohl es möglich ist, mit verschiedenen

Diäten ähnliche Ergebnisse zu erzielen, sagen viele Gesundheitsdienstleister, dass Ketose den Stresspegel senkt, weil der Insulinspiegel schnell ausgeschüttet wird.

Die nordische Ernährung ist der Mittelmeerdiät sehr ähnlich und konzentriert sich auf Vollwertkost, die typischerweise in nordischen Regionen wie Norwegen, Dänemark und Island zu finden ist. Sie essen hauptsächlich pflanzliche, saisonale Lebensmittel, die reich an Proteinen, komplexen Kohlenhydraten und gesunden Fetten sind. Denken Sie an Obst (insbesondere Beeren), Gemüse und Meeresfrüchte. Ein Unterschied besteht jedoch in der Art des Öls, das bei jeder Diät verwendet wird. Die mediterrane Ernährung konzentriert sich auf die Verwendung von nativem Olivenöl extra, während die nordische Ernährung auf Rapsöl setzt. Rapsöl hat weniger gesättigte Fettsäuren als natives Olivenöl extra und kann zum Kochen und Backen bei einer höheren Temperatur als Olivenöl verwendet werden. Es ist zu beachten, dass das meiste in den USA erhältliche Rapsöl verarbeitet ist und im Vergleich zu Olivenöl keine Antioxidantien enthält. „Im Allgemeinen handelt es sich bei beiden um gute ungesättigte, gesunde entzündungshemmende Öle", sagt Barth. Die nordische Ernährung ermutigt die Menschen, weniger Zucker und doppelt so viel Ballaststoffe und Meeresfrüchte zu sich zu nehmen wie die traditionelle westliche Ernährung.

Die nordische Diät: Wie haben die Wikinger eigentlich gegessen?

Tatsächlich war das Leben im Europa des 10. Jahrhunderts nicht einfach. Dies spiegelte sich in der nordischen Ernährung wider, die die Wikinger zu dieser Zeit aßen. Wir könnten zwar von einer einzigartigen nordischen Ernährung sprechen, es wäre jedoch ein schwerwiegender Fehler. Ein wichtiger Aspekt, den es zu verstehen gilt, ist, dass der Handel nicht so weit verbreitet war wie heute und dass Autobahnen so gut wie existierten. Zu Fuß oder zu Pferd zwischen zwei Städten zu reisen, um Ressourcen zu handeln, war nicht risikofrei. Allerdings war es im Vergleich zu heute auch weniger verbreitet.

Dies unterstreicht die Bedeutung lokaler Produkte. Die nordische Ernährung lässt sich durch einige deutliche

Gemeinsamkeiten charakterisieren, kann sich aber auch stark durch das Gebiet unterscheiden, in dem ein bestimmtes Dorf oder eine bestimmte Stadt errichtet wurde. Wir können uns vorstellen, dass Küstenstädte und -dörfer viel mehr Fisch in ihrer Ernährung hatten, da dieser in ihrer Umgebung häufiger vorkam. Nordstaaten mit Siedlungen in der Nähe von Wäldern könnten sich jedoch stärker auf die Wildjagd verlassen. Schauen wir uns auf jeden Fall an, welche Lebensmittel die Wikinger damals aßen und woraus die nordische Ernährung eigentlich bestand. Wir könnten genauso gut mit der Tatsache beginnen, dass sie normalerweise zwei Mahlzeiten pro Tag zu sich nahmen, eine am Vormittag und eine zum Abendessen. Und nicht die 3-6, von denen die sogenannten Experten behaupten, dass wir heute essen sollten. Warum wir eine geringere Essenshäufigkeit bedenkenlos in unsere Ernährung integrieren können, habe ich erläutert.

Gemüse und Obst

Der Handel war nicht so weit verbreitet wie heute. Das bedeutet, dass viele Gemüse- und Obstsorten, die wir bei jedem Supermarktbesuch als selbstverständlich ansehen, damals nicht erhältlich waren. Daher wurden sie nicht in die traditionelle nordische Ernährung aufgenommen. Obwohl ihr Klima allein nicht alle möglichen Gemüse- und Obstsorten ernähren konnte, die es damals in Europa gab, aßen sie doch bestimmte Gemüse- und Obstsorten, die in ihrer Umgebung zu finden waren. Heutzutage sind sich Wissenschaftler einig, dass die damalige nordische Ernährung Rüben, Spinat, Erbsen, Rüben, Pilze, Lauch, Zwiebeln und Karotten, Kohl, Pilze, verschiedene Kräutermischungen und möglicherweise Algen in Siedlungen umfasste, die in Küstennähe lebten . Sie aßen auch eine Vielzahl wilder Pflanzen, von denen viele heute nicht mehr verzehrt werden. Ein Grund dafür war die Fülle an unterschiedlichen Nahrungsmitteln aufgrund der Globalisierung und des Kapitalismus, ein anderer Grund war, dass man damals keine andere Wahl hatte.

Ein interessantes Beispiel war Skorbutgras. Da diese Pflanze reich an Vitamin C ist, hilft sie dabei, Skorbut vorzubeugen, einem Vitamin-C-Mangel, bei dem die Zähne ausfallen. Bei den Früchten waren sie auf

Nahrungssuche angewiesen, das heißt eine Reihe von Beeren wie Himbeeren, Holunderbeeren, Weißdornbeeren, Kirschen, Erdbeeren usw. Pflaumen und Äpfel sind zwei Ausnahmen, die ebenfalls in archäologischen Funden zu finden sind. Wir haben damit bedecktes Obst und Gemüse. Sie haben wahrscheinlich bemerkt, dass die traditionelle nordische Ernährung vor allem aufgrund des Klimas keine große Auswahl an beiden Sorten beinhaltete. Sehen wir uns jedoch weiterhin an, wie sie es geschafft haben, das zu überwinden.

Fleisch

Fleisch war für sie eine weitere wichtige Nährstoff- und Kalorienquelle. Schweine, Rinder, Schafe, Hühner und Ziegen wurden von den Wikingern domestiziert/kultiviert; Offensichtlich wurden verschiedene Tierarten in verschiedenen Gebieten domestiziert/kultiviert und waren daher mehr oder weniger häufig anzutreffen. Dies verschaffte ihnen Zugang zu einer Vielzahl von Fleischsorten sowie zu ihren Organen und anderen nützlichen Teilen. Wir können uns vorstellen, dass sie nichts davon verschwendet haben. Vor diesem Hintergrund sind Leber und Gehirn zwei gute Quellen für Vitamine und Mineralstoffe, die für eine optimale Körperfunktion unerlässlich sind. Darüber hinaus waren auch die Jagd auf Wild und der Fischfang üblich. Dies wiederum half ihnen, eine gesunde Menge an Proteinen und anderen Nährstoffen im Fleisch zu sich zu nehmen. In der nordischen Ernährung war Fleisch kein sporadischer Genuss, wie es damals in den meisten christlichen Siedlungen der Fall war. Ihre Küche legte viel mehr Wert auf Fleisch, das auf unterschiedliche Weise zubereitet wurde. Als Randbemerkung zu Fleisch: Hühner, Rinder, Ziegen und Schafe waren keine Seltenheit, Eier und Milchprodukte waren es auch nicht. Milch, Käse, Molke und verschiedene Milchprodukte waren für die Wikinger leicht verfügbar. Dies hing natürlich davon ab, ob ein bestimmter Haushalt/ein bestimmtes Dorf/eine bestimmte Siedlung über Tiere verfügte, die dazu in der Lage waren, und ob sie über das nötige Wissen verfügten, wie man das macht.

Aber Milch selbst war im Vergleich zu anderen Milchprodukten kein so häufig konsumiertes Getränk. Butter, Molke, Quark und Käse waren eine häufigere Wahl. Sie taten dies, weil sie diese länger essbar halten konnten. Bedenken Sie, dass es damals noch keine Kühlschränke gab.

Körner

Getreide war ein weiteres Grundnahrungsmittel der nordischen Ernährung. Brot war weit verbreitet und auch die Vielfalt war groß. Die Wikinger kannten Hafer, Roggen und Gerste. Weizen wurde ebenfalls verwendet. Außerdem waren sie nicht so „wählerisch", wenn es um exotischere Lebensmittel ging. Einige archäologische Ausgrabungen ergaben, dass sie Mehl aus Eicheln, Baumrinde und verschiedenen Nüssen herstellten. Da ihnen das erforderliche Wissen über den Nährwert oder gar die Toxizität einiger der verwendeten Lebensmittel fehlte, war auch eine langsame Vergiftung durch die eigene Nahrung nicht ausgeschlossen. Dies wurde bei einigen Ausgrabungen festgestellt, bei denen die Forscher zu dem Schluss kamen, dass eine bestimmte

Siedlung wahrscheinlich etwas in ihr Fladenbrot mischte, was ihre Lebensdauer verkürzte.

Apropos Getreide: Auch Bier war ein weit verbreitetes Getränk. Dies könnte einige wichtige Vorteile gehabt haben, wenn man über den Hygienegrad ihres Wassers nachdenkt. Damals neigte das Wasser dazu, schmutzig und voller krankheitserregender Bakterien zu sein. Daher war das Trinken von Bier, bei dessen Zubereitung das Wasser abgekocht werden musste, eine sicherere Alternative. Met war eine weitere alkoholische Alternative, die in den Wikingergebieten, in denen Bienen gezüchtet wurden, beliebt war. Beide alkoholischen Getränke hatten im Winter noch einen weiteren praktischen Aspekt. Als die Lebensmittel knapper waren , war die ständige Versorgung mit Alkohol mit seinem recht hohen Kaloriengehalt eine willkommene Ergänzung, die es ihnen ermöglichte, in Zeiten der Winterhärte leichter zu überleben.

Das war es. Wie wir sehen können, ernährte sich ein durchschnittlicher Wikinger nach heutigen Maßstäben recht gesund. Es gab (offensichtlich) keine verarbeiteten Lebensmittel, aber was noch wichtiger ist, es war/ist ein sehr gesundes Ernährungsmuster. Wenn Sie die New Nordic Diet-Empfehlung gelesen haben, sind Sie wahrscheinlich mit dem kurzfristigen Erfolg vertraut, den die Diät in den wenigen Studien hatte. Ob Sie sich dazu verpflichten können, liegt jedoch ganz bei Ihnen.

Was ist nordische Diät?

Die nordische Diät wurde speziell entwickelt, um die nordische Küche zu revolutionieren und die öffentliche Gesundheit zu verbessern. Ernährungswissenschaftler der dänischen Universität Kopenhagen haben sich für dieses mehrjährige Projekt mit einem Mitbegründer des weltberühmten Restaurants Noma zusammengetan. Sie ist als Nordische Diät oder Neue Nordische Diät bekannt und beinhaltet Aspekte der skandinavischen Tradition und Kultur. Die nordische Ernährung erfordert einen Lebensstil, der die Rückkehr zu entspannten Mahlzeiten mit Freunden und der Familie beinhaltet und sich auf saisonale, lokal angebaute Lebensmittel konzentriert, verbunden mit der Sorge um den Schutz der Umwelt. Es wird empfohlen, vor Beginn dieser Diät Ihren Hausarzt oder einen registrierten Ernährungsberater zu konsultieren.

Diese 10 Konzepte liegen der nordischen Ernährung zugrunde:

- Essen Sie jeden Tag mehr Obst und Gemüse.
- Essen Sie mehr Vollkornprodukte.
- Nehmen Sie mehr Lebensmittel aus den Meeren und Seen auf.
- Wählen Sie hochwertiges Fleisch – aber essen Sie insgesamt weniger Fleisch.
- Suchen Sie nach mehr Nahrung in wilden Landschaften.
- Verwenden Sie wann immer möglich Bio-Produkte.
- Vermeiden Sie Lebensmittelzusatzstoffe.
- Basieren Sie mehr Mahlzeiten auf saisonalen Produkten.
- Essen Sie mehr hausgemachtes Essen.
- Produzieren Sie weniger Abfall.

Wenn Sie nach einer detaillierten Version der nordischen Ernährung suchen, finden Sie im Buch „The Nordic Way" aus dem Jahr 2017 ein Kohlenhydrat-Protein-Verhältnis, das auf einer Kombination aus Lebensmitteln mit niedrigem glykämischen Index und mäßig proteinreichen Lebensmitteln, einschließlich Milchprodukten, basiert . Lebensmittel mit niedrigem GI führen im Vergleich zu Lebensmitteln mit höherem GI zu einem langsameren und geringeren Anstieg des Blutzuckers ; Autoren sagen. Proteinreiche Lebensmittel verhindern, dass Sie Hunger verspüren. Durch die richtige Ausbalancierung nährstoffreicher Lebensmittel können Sie dem Buch zufolge einer Gewichtszunahme oder -zunahme vorbeugen, Entzündungen im Körper reduzieren und das Risiko für Krankheiten wie Diabetes senken. Wenn Sie sich für die nordische Ernährung entscheiden, können Sie ganz auf Skandinavien setzen: Elchfleisch, Rapsöl, isländischer Joghurt, Preiselbeeren, Steckrüben und Hering sind nur einige Beispiele für gängige Lebensmittel in Dänemark, wo die Ernährung ihren Ursprung hat. Aber jeder kann die nordische

Ernährung anpassen, denn ihr eigentlicher Fokus liegt auf dem Verzehr gesunder, regionaler Lebensmittel.

Der Vollwert-Zurück-zur-Natur-Ansatz der nordischen Ernährung ist eine attraktive Option für viele Menschen, die sich gesünder ernähren möchten, sagt Kristin Kirkpatrick, leitende Ernährungsberaterin und Managerin für Wellness-Ernährungsdienste am Cleveland Clinic Wellness Institute. „Trotz der in den USA immer noch vorherrschenden Ernährungsweise möchte die Mehrheit meiner Patienten zu den Grundlagen zurückkehren – sich so ernähren, wie ihre Vorfahren es getan haben, bevor die Verarbeitung die Lebensmittelindustrie übernommen hat."

Es scheint, als würde jeden Tag eine neue Diät erfunden. Es gibt viele Optionen, die unsere Aufmerksamkeit erregt haben, wie die Flexitarier-Diät, die „The 100"-Diät oder die Fruitarian-Diät – um nur einige zu nennen. Aber wenn Sie von der nordischen Diät (auch als skandinavische Diät bekannt) gehört haben, sind Sie vielleicht neugierig, worum es geht und ob es sich nur um eine weitere Modediät handelt. Die nordische

Ernährung, die auf jahrhundertealten Prinzipien basiert, fördert eine gesunde Ernährungsweise, indem sie sich auf lokal angebautes Obst, Gemüse und wilde Meeresfrüchte konzentriert.

Wie funktioniert die nordische Diät?

Obwohl Sie bei der nordischen Diät keine Kalorien zählen, berechnen Sie das Kohlenhydrat-Protein-Verhältnis Ihrer Mahlzeiten. Ideale Mahlzeiten beinhalten ein 2:1-Verhältnis von Kohlenhydraten in Gramm zu Protein in Gramm. Machen Sie sich bei Kohlenhydraten zunächst mit Lebensmitteln mit niedrigem GI vertraut. Die meisten Obst- und Gemüsesorten außer Kartoffeln haben einen niedrigen glykämischen Index. Die GIs variieren für andere kohlenhydrathaltige Lebensmittel wie Milchprodukte, Getreide, Brot, Nudeln, Bohnen und Hülsenfrüchte. Roggen ist ein Vollkorn-Grundnahrungsmittel in der nordischen Ernährung. Allerdings sind nicht alle Brote gleich: Pumpernickel- und Sauerteigbrot haben einen niedrigen GI, weichere, lockere Weißbrote dagegen nicht. Zum Frühstück haben stahlgeschnittene

Haferflocken einen niedrigeren GI als Instant-Haferflocken. Empfehlenswert sind fettarme Milchprodukte. Proteinreiche Lebensmittel tragen dazu bei, dass Sie satt bleiben. In der nordischen Ernährung werden Fisch wie Schalentiere oder weiße, fette Fische verwendet; magere Schweinefleischstücke; Kalb- und Rindfleisch; und hautloses Geflügel liefern gesundes Protein. Fische – wie Lachs, Makrele und Sardinen – liefern gesunde Omega-3-Fettsäuren. Außerdem ist die Verwendung von Fisch als Nahrungsquelle umweltfreundlicher als Rindfleisch.

Tofu und Hülsenfrüchte wie Linsen oder Bohnen sind sowohl für Vegetarier als auch für Fleischesser eine gute Proteinauswahl. Ballaststoffe kommen von Natur aus in Gemüse und Vollkornprodukten vor. Für zusätzliche Ballaststoffe fügen Sie Ihrer Mahlzeit Chiasamen hinzu. Um Ihnen den Einstieg zu erleichtern, bietet „The Nordic Way" einen vierwöchigen Ernährungsplan an. Sie können über die empfohlenen Portionen hinausgehen, sollten aber nur so lange essen, bis Sie keinen Hunger mehr haben, und nicht, bis Sie satt sind.

Ein typischer Teller wäre zur Hälfte mit Gemüse, Obst und Beeren gefüllt; ein Viertel Kohlenhydrate mit niedrigem GI; und ein Viertel proteinreiche Lebensmittel. Sie sollten zu jeder Mahlzeit Protein zu sich nehmen. Stärken wie Reis und Nudeln sind in Ordnung, allerdings in geringeren Mengen als pflanzliche Lebensmittel, mageres Fleisch und Fisch. Snacks am Vormittag oder Nachmittag sind in Ordnung. Sie können Toast oder Knäckebrot mit niedrigem GI mit einer leichten Prise dunklem Schokoladenaufstrich kombinieren oder frisches Obst oder Nüsse genießen. Sie bereiten Essen zu Hause zu und packen so viel Mittagessen ein, wie möglich. Sie können Salatbars besuchen, wenn Sie frisches Gemüse Kartoffel- und Nudelsalaten vorziehen; Konzentrieren Sie sich auf mageres Eiweiß und wählen Sie Beilagen mit niedrigem GI wie Kichererbsen. Vergessen Sie nicht Ihre Wasserflasche: Sie sollten zu jeder Mahlzeit Wasser trinken.

Die Nordische Diät basiert auf natürlichen Lebensmitteln wie Gemüse, Obst und Vollkornprodukten, die sich positiv auf die menschliche Gesundheit auswirken. Zu den Grundprinzipien der nordischen Ernährung gehören:

- Jeden Tag Frühstück essen.

- Abends zu Abend essen.

- Fastfood meiden.

- Drei Mahlzeiten am Tag essen.

- Wählen Sie sich selbst statt verarbeiteter Lebensmittel.

Ein wesentlicher Vorteil der Nordic-Diät besteht darin, dass sie reich an Omega-3- und Omega-6-Fettsäuren ist. Diese essentiellen Nährstoffe haben eine Vielzahl von Vorteilen, darunter die Unterstützung bei der Erhaltung eines gesunden Herzens, die Reduzierung von Entzündungen und sogar die Vorbeugung chronischer Krankheiten wie Krebs. Die Nordic-Diät umfasst viele frische, pflanzliche Lebensmittel, darunter Vollkornprodukte, Gemüse und Obst. Es handelt sich um eine fettarme Diät, bei der Sie mehr als 1.600

Milligramm Kalzium pro Tag zu sich nehmen müssen. Studien zeigen, dass diese Art der Ernährung beim Abnehmen helfen und sogar bei der Bekämpfung von Diabetes helfen kann. Die nordische Diät, die im Mittelpunkt zahlreicher Studien stand und positive Auswirkungen auf die Gesundheit hatte, erfreut sich in den Vereinigten Staaten zunehmender Beliebtheit. Die Grundprinzipien der Diät bestehen darin, dass sie aus einer vollkornbasierten Ernährung mit Gemüse und fettarmen Milchprodukten als primären Kohlenhydrat- bzw. Fettquellen besteht. Dazu gehören auch Trockenfrüchte, Kaffee, Tee, Kräuter und Gewürze wie Ingwer und Zimt sowie traditionelle Köstlichkeiten aus Norwegen wie eingelegter Hering.

Wo kommt es her?

Die nordische Diät ist ein Ernährungsstil, der sich auf lokale, saisonale und nahrhafte Lebensmittel aus den nordischen Ländern – Dänemark, Finnland, Island, Norwegen und Schweden – konzentriert. Die New Nordic Diet, eine gastronomische Interpretation der nordischen Ernährung, wurde 2004 von einer Gruppe von Lebensmittelfachleuten und Köchen entwickelt, die eine neue regionale Küche definieren wollten, die dazu beitragen sollte, der wachsenden Fettleibigkeitsrate und nicht nachhaltigen landwirtschaftlichen Praktiken entgegenzuwirken. Die Ernährung basiert auf vier Grundprinzipien: Gesundheit, gastronomisches Potenzial, Nachhaltigkeit und nordische Identität. Die Diät wurde von der Baltic Sea Diet Pyramid übernommen, die von der Finnish Heart Association, der Finnish Diabetes Association und der University of Eastern Finland erstellt wurde. Zu den nordischen Ländern gehören Dänemark, Finnland, Norwegen, Island, Schweden und Grönland. Die „Nordische Diät" basiert auf ihren traditionellen Essgewohnheiten. Wie bei der bekannteren Mittelmeerdiät geht es hier nicht wirklich um Gewichtsabnahme. Stattdessen ist es eine köstliche Art, sich gesund zu ernähren. Welche Lebensmittel sind also enthalten?

Lebensmittel für eine nordische Diät

Die nordische Ernährung ist bekannt dafür, dass sie wenig Kohlenhydrate und Fett enthält. Es gilt auch als gesund, da es sich auf das konzentriert, was der Körper braucht, wie Fleisch, Butter, Fisch, Eier, Milch und Gemüse. Es wird empfohlen, hauptsächlich Vollkornprodukte zu essen, die reich an Ballaststoffen und Kohlenhydraten sind, die zur Senkung des Cholesterinspiegels beitragen und gleichzeitig das Risiko von Herzerkrankungen verringern können. Eine nordische Diät ist ein Ernährungsplan, der hauptsächlich auf Lebensmitteln aus Nordeuropa basiert. Es besteht hauptsächlich aus pflanzlichen Lebensmitteln und fördert Fisch, Meeresfrüchte, Eier, Gemüse, Wurzelgemüse, Beeren, Kräuter und Gewürze. Die Nordische Diät ist ein Ernährungsplan, der 1968 zur Vorbeugung von Herz-Kreislauf-Erkrankungen entwickelt wurde. Es besteht aus reichlich Gemüse, Obst, Vollkornprodukten und einer moderaten Menge an Eiweiß und gesunden Fetten. Ein entscheidender Unterschied zwischen dieser Diät und anderen besteht darin, dass sie moderate Mengen an Milchprodukten wie Käse, Joghurt und Sahne enthält.

Die nordische Ernährung ermutigt Sie, viele vollwertige Lebensmittel zu sich zu nehmen, insbesondere aus der Region und der Saison, darunter:

- Vollkornprodukte, insbesondere Roggen, Gerste und Hafer.
- Früchte, insbesondere Beeren.
- Gemüse, insbesondere Wurzelgemüse wie Rüben, Rüben und Karotten.
- Fetter Fisch wie Lachs, Thunfisch, Sardinen und Makrele.
- Fettarme Milchprodukte wie Skyr- Joghurt.
- Hülsenfrüchte.

Folgendes sollten Sie außerdem in Maßen essen:

- Eier.
- Wildfleisch wie Wild, Kaninchen und Bison.

„Wildfleisch ist eine gute Quelle für mageres Eiweiß und enthält weniger gesättigte Fettsäuren als rotes Fleisch, das ein- oder zweimal pro Woche verzehrt werden sollte", sagt Barth.

Wie bei vielen Diäten gibt es auch bei der nordischen Diät eine Handvoll Lebensmittel, die man meiden oder nur selten genießen sollte.

Selten:

- Andere rote Fleischsorten, die kein Wildfleisch sind.
- Alkoholische Getränke.

Vermeiden:

- Lebensmittel mit Zuckerzusatz.
- Verarbeitetes Fleisch wie Speck und Bologna.
- Lebensmittel mit hohem Salzgehalt wie Mittagsfleisch, getrocknete Nudeln und Brot.
- Fastfood.
- Gesüßte Getränke.

„Alles, was wirklich viel gesättigtes Fett und viel Zucker enthält, ist entzündungsfördernd für den Körper", sagt Barth. „Es führt dazu, dass der Körper gestresst wird."

Es gibt einige Grundprinzipien, die Sie beachten müssen, wenn Sie sich für den Einstieg in die nordische Ernährung entscheiden. Hier sind die wichtigsten Richtlinien, die Sie kennen müssen:

- Füllen Sie die Hälfte Ihres Tellers mit Gemüse (Zwiebeln, Kohl, Karotten, Knoblauch, Tomaten, Spinat und Brokkoli), der Rest Ihres Tellers sollte ballaststoffreiche Kohlenhydrate, Roggenbrot, Haferflocken, Vollkornnudeln sowie etwas hochwertiges Eiweiß enthalten Fisch oder mageres Fleisch.

- Nehmen Sie 2-3 Mal pro Woche Fisch in Ihre Mahlzeiten auf, plus 1-2 Portionen einer fetthaltigen Sorte wie Lachs oder Makrele

- Essen Sie als Nachtisch so viele Beeren wie möglich, und wenn möglich, wählen Sie frische, wenn nicht gerade Saison ist, sind auch gefrorene Beeren gut

- Gönnen Sie sich ein oder zwei Portionen fettarme Milchprodukte – oder ein kleines Stück Käse in der Größe einer Streichholzschachtel pro Tag ist in Ordnung

Frühstück – Mandelbutter-Sandwich mit Spiegelei

- 1 großes Ei
- 1 Scheibe Vollkorn-Roggen- oder Vollkorn-Pumpernickelbrot
- 4 Teelöffel Mandelbutter

Snack – Birne mit Joghurt-Dip

- 1 Birne
- 2/3 fettarmer griechischer Joghurt
- 1 Esslöffel Dijon-Senf
- 1 Esslöffel frischer Limettensaft
- 1 Esslöffel Honig
- Salz und gemahlener schwarzer Pfeffer

Mittagessen – Roggensalat mit Beeren und Zitrone

- 1/3 Tasse Roggenbeeren oder Graupen
- 1/2 Tasse Hüttenkäse
- frische Kräuter
- gesalzenes Wasser
- Schale und Saft einer Zitrone
- 1 Esslöffel Rapsöl

- 1 Esslöffel frische Beeren

Snack – Geröstete Kichererbsen mit Mandeln

- 1 Tasse Kichererbsen
- 1/2 Teelöffel gemahlener Kreuzkümmel
- 1/2 Teelöffel Paprika
- 2 Esslöffel grob gehackte rohe Mandeln
- Olivenöl Spray

Abendessen – Hähnchenbrust mit Weintrauben, Birnen und Reis

- 1/4 Tasse Basmatireis
- 3 Unzen Hähnchenbrust ohne Knochen und Haut
- 1 Birne, in Spalten geschnitten
- 1 Esslöffel Honig
- 1 Unze Pecorino Romano-Käse, sehr dünn geschnitten
- Salz und frisch gemahlener schwarzer Pfeffer
- 10 lila Trauben
- Eine kleine Handvoll frische Minzblätter
- 1 Esslöffel gehackte rohe Mandeln

Sind Sie bereit, in einen nordischen Ernährungsplan einzutauchen? Hier ist ein Beispiel dafür, wie eine Woche Diät aussehen könnte.

Montag

- Frühstück: Blaubeer-Mandelbutter-Smoothie

- Mittagessen: Pilaf aus braunem Pilzreis

- Abendessen: Lachs mit Zitrone und Dill, Spinatsalat und ein leckeres Dressing

Dienstag

- Frühstück: Gebackene Haferflocken mit Zitrone und Himbeere

- Mittagessen: Farro-Salat mit Blumenkohl und Kichererbsen

- Abendessen: Gebackenes Honig-Senf-Hähnchen, gerösteter Rosenkohl, brauner Reis

Mittwoch

- Frühstück: Gebackene Eier mit Spinat

- Mittagessen: Thunfischsandwich auf Vollkornbrot, Erdbeeren

- Abendessen: Wurzelgemüseeintopf aus dem Slow Cooker, Mehrkorncracker oder Chips wie Wasa

Donnerstag

- Frühstück: Parfait mit fettarmem Skyr , Himbeeren und Honig
- Mittagessen: Geröstete Paprikapizza auf Vollkornkruste
- Abendessen: Geschwärzter Kabeljau, Süßkartoffeln und Zucchini in einer Pfanne

Freitag

- Frühstück: Haferflocken mit Blaubeeren
- Mittagessen: Truthahnsandwich auf Roggen, Apfel
- Abendessen: Lachssalat, Vollkorntoast

Samstag

- Frühstück: Bagel mit Frischkäse und Lachs
- Mittagessen: Rührei mit Avocado und Tomaten, Erdbeeren
- Abendessen: Zitronennudeln mit Hühnchen und Erbsen

Sonntag

- Frühstück: Vollkornpfannkuchen mit Skyr und Pfirsichen
- Mittagessen: Quinoa-Bowl mit Garnelen und Wurzelgemüse
- Abendessen: Pilz-Gerstensuppe, Mehrkorn-Wasa- Chips

Was macht die nordische Ernährung „gesund"?

Omega-3-Fettsäuren

Omega-3-Fettsäuren sind so ziemlich der beste Nährstoff, den Sie für Ihr Gehirn essen können. Die spezifischen Omega-3-Fettsäuren DHA und EPA, die in Kaltwasserfischen reichlich vorhanden sind, werden benötigt, um die Integrität und Funktion der synaptischen Membranen im Gehirn zu unterstützen. Alpha-Linolsäure (ALA) in Rapsöl (das auch in der nordischen Ernährung häufig verwendet wird) kann vom Körper in DHA und EPA umgewandelt werden, die Umwandlung ist jedoch eher ineffizient. Die beste Quelle für diese Omega-3-Fettsäuren ist Fischöl, und Erwachsene in den USA essen normalerweise nicht annähernd genug. Wenn Sie lieber keinen Fisch essen oder zwei oder mehr Portionen pro Woche essen möchten, kann ein Fischölpräparat wie Mega Omega von Metabolic Maintenance ähnliche Vorteile bieten.

Resveratrol

Wie die mediterrane Ernährung lässt auch die nordische Ernährung Raum, zu den Mahlzeiten eine moderate Menge Wein zu genießen. Leichter bis mäßiger Weinkonsum wurde bei gesunden, älteren norwegischen Erwachsenen nach einer siebenjährigen Nachbeobachtungszeit mit einer besseren Leistung bei kognitiven Tests in Verbindung gebracht. Bei Probanden, die typischerweise Bier oder Spirituosen tranken, wurde kein positiver Effekt beobachtet, und Frauen, die vollständig auf Alkohol verzichteten, verzeichneten typischerweise einen Rückgang der kognitiven Testergebnisse. Zusammengenommen zeigen diese Ergebnisse, dass es wahrscheinlich nicht der Alkohol im Wein ist, sondern die anderen einzigartigen Bestandteile des Weins, die die Wahrnehmung fördern. Resveratrol, ein starkes Antioxidans, das in Weintrauben vorkommt, hat in anderen Studien gezeigt, dass es sowohl die zerebrovaskuläre Funktion als auch die Wahrnehmung bei Frauen nach der Menopause verbessert. Klinische Studien deuten darauf hin, dass Resveratrol in der Lage ist, die Gehirndurchblutung, die Reaktionsfähigkeit auf Kohlendioxidüberladung, einige kognitive Tests und den Liquorspiegel bei allen Menschen (nicht nur bei Frauen) zu verbessern. Natürlich ist Wein nicht jedermanns Sache. Wenn Sie aus irgendeinem Grund kein Weintrinker sind, kann Resveratrol auch als Ergänzung in einer potenziell wirkungsvolleren Dosis eingenommen werden.

Herzgesunde Ernährung

Zu den weiteren gesundheitlichen Vorteilen der nordischen Ernährung (abgesehen von der kognitiven Leistungsfähigkeit) zählen eine Verbesserung des Blutdrucks und eine Gewichtsabnahme bei Personen mit Fettleibigkeit. Es wurde auch als mögliche vorbeugende Maßnahme gegen Herzinfarkte und Schlaganfälle vorgeschlagen. Der Verzehr vieler Beeren ist ein einzigartiger Aspekt der nordischen Ernährung, der möglicherweise für einige dieser gesundheitlichen

Vorteile verantwortlich ist. Harvard-Wissenschaftler haben den Verzehr großzügiger Beerenmengen (wie Blaubeeren und Erdbeeren) mit einer geringeren Gewichtszunahme und einem geringeren Risiko für einen Herzinfarkt in späteren Jahren in Verbindung gebracht. Beeren sind eine ausgezeichnete Quelle für pflanzliche Chemikalien, die als Anthocyane bekannt sind und mit einem gesünderen Blutdruck und einer besseren Flexibilität der Blutgefäße in Verbindung gebracht werden.

Die nordische Ernährung legt auch Wert auf hochwertige Kohlenhydrate: Getreide, Cracker und Brote aus Vollkorngerste, Hafer und Roggen. Möglicherweise haben Sie die beliebten schwedischen Wasa-Knäckebrote probiert, die in den USA vertrieben werden und von denen die meisten aus Vollkornprodukten hergestellt werden. In Dänemark ist ein dichtes, dunkles Sauerteigbrot namens RugbrØd beliebt. In Skandinavien sind typischerweise mehr als die Hälfte der von den Menschen konsumierten Getreideprodukte Vollkornprodukte. In den USA sind nur etwa 10 % der von uns verzehrten Getreidesorten Vollkornprodukte. Vollkornprodukte liefern eine Fülle herzschützender Nährstoffe, darunter Ballaststoffe, Vitamine und Mineralien. Der Raffinierungsprozess (was zu weißem Reis oder Mehl führt) hinterlässt dieselben Körner mit sehr geringem Nährwert und kann zu Störungen der Blutzuckerregulierung führen.

Kein Müll!

Apropos Zucker: Was nicht in der Ernährung enthalten ist, ist genauso wichtig wie das, was enthalten ist. Wenn wir regelmäßig Giftstoffe und Konservierungsstoffe zu uns nehmen, erhöhen wir die Belastung unserer natürlichen Entgiftungssysteme erheblich. Wenn wir aufhören, giftige Stoffe zu uns zu nehmen, können die Antioxidantien in unseren Zellen mehr Energie auf die Reparatur der Zellschäden konzentrieren, die mit dem Alter und dem alltäglichen Stoffwechsel einhergehen. Zucker, und insbesondere raffinierter Zucker, ist aus einer langen Liste von Gründen problematisch. Ihr Körper erhält die gesamte Glukose, die er benötigt, aus Gemüse und Getreide. Du brauchst keine süßen

Leckereien, egal was dir dein zuckersüchtiges Gehirn sagt. Die nordische Diät schlägt vor, jeden Tag eine Portion Obst oder mit Früchten gesüßte Speisen zu sich zu nehmen, ansonsten aber auf Süßes zu verzichten.

Rezepte

Die nordische Ernährung ist eine gesunde, schmackhafte Art der Ernährung, die nachweislich das Risiko von Herzerkrankungen und Diabetes senkt. Der Hauptunterschied zwischen der nordischen Diät und anderen Diäten besteht darin, dass bei der nordischen Diät auf Kohlenhydrate zugunsten von Eiweiß, gesunden Fetten und mehr Gemüse verzichtet wird. Viele Gesundheitsexperten sagen, dass diese Diät Stress reduziert, indem sie den Insulinspiegel schnell freisetzt, aber keine Studien stützen diese Behauptung. Die nordische Diät erfreut sich immer größerer Beliebtheit bei all jenen, die sich gesund ernähren möchten, ohne auf den Geschmack zu verzichten. Die Rezepte in diesem Kochbuch helfen Ihnen dabei, die gleichen Ergebnisse zu erzielen. Die nordische Diät ist eine gesunde Ernährung, die aus mageren Proteinen, viel

Obst und Gemüse, Vollkornprodukten und Milchprodukten besteht. Diese Diät zeichnet sich durch wenig Fett, einen hohen Gehalt an gesättigten Fettsäuren und Cholesterin aus. Viele Kulturen nutzen diese Art der Ernährung seit Jahrhunderten für eine optimale Gesundheit.

Vorteile der nordischen Diät

Die nordische Diät hat viele gesundheitliche Vorteile, aber Sie müssen bei Ihrer Ernährung sorgfältig sein, wenn Sie diese Vorteile nutzen möchten. Der Schlüssel liegt darin, vollwertige, unverarbeitete Lebensmittel zu sich zu nehmen, die viele Nährstoffe und Ballaststoffe enthalten . Die nordische Diät ist eine Ernährung, die reich an pflanzlichen Lebensmitteln und wenig tierischen Produkten ist. Die Ernährungspyramide ermutigt Menschen, hauptsächlich Obst, Gemüse, Getreide und Hülsenfrüchte zu essen. Zu den Lebensmitteln , die reich an Omega-3-Fettsäuren sind, gehören Walnüsse, Leinsamen, Lachs, Hering und Makrele. Zu den Lebensmitteln, die reich an einfach ungesättigten Fetten sind, gehören Avocados, Mandeln und Olivenöl.

Milchprodukte wie Milch können enthalten sein, müssen jedoch mit Vorsicht konsumiert werden, da sie mit Fettleibigkeit und Herzerkrankungen in Verbindung gebracht werden. Die nordische Diät ist eine Diät, die reich an pflanzlichen Inhaltsstoffen ist. In den nordischen Ländern, wo diese Lebensmittel ihren Ursprung haben, war die Gesundheit der Menschen aufgrund dieser reichhaltigen Ernährung und des außergewöhnlichen Lebensstils schon immer sehr gut. Sie essen große Mengen Obst, Gemüse und Vollkornprodukte wie Roggenbrot und Haferflocken und gelten allesamt als gesunde Lebensmittel. Auch der Verzehr von rotem Fleisch ist begrenzt. Zusätzlich zu einer nahrhaften Ernährung müssen sie regelmäßig Sport treiben, da es in ihrem Land nicht viele natürliche Landschaftsmerkmale gibt, die ihre körperliche Fitness beeinträchtigen könnten.

Die Nordische Diät ist heute ein beliebter Ernährungstrend und viele Menschen behaupten, sie sei die beste. Die Nordische Diät hat viele Vorteile, die Ihre Gesundheit verbessern können, einschließlich

Gewichtsverlust und Vorbeugung von Herz-Kreislauf-Erkrankungen. Die nordische Ernährung umfasst typischerweise Vollkornprodukte, Gemüse, Obst und Beeren. Zu den Vorteilen der nordischen Ernährung gehören Gewichtsabnahme, geringeres Risiko für Diabetes, Herzerkrankungen und Bluthochdruck, höhere Energieniveaus dank Proteinen, gesunde Cholesterinwerte und eine Ankurbelung des Stoffwechsels durch das Vorhandensein von Antioxidantien und Phytonährstoffen in Obst und Gemüse . Die nordischen Ernährungsempfehlungen sind seit langem eine beliebte Diät. Es ist reich an Obst, Gemüse, Vollkornprodukten und Fisch und enthält wenig rotes Fleisch und Milchprodukte. Studien haben gezeigt, dass diese Diät Diabetes, Herzerkrankungen, Krebs und andere Erkrankungen wirksam bekämpft. Die Nordische Diät ist eine kohlenhydratarme, fettreiche Diät, die Gewichtsverlust, Gesundheit und ein gesundes Herz fördert. Die meisten Lebensmittel dieser Diät stammen aus lokalen und natürlichen Ressourcen und enthalten viel frisches Obst und Gemüse. Die Lebensmittel dieser Diät legen außerdem Wert auf

Vollkornprodukte, Milchprodukte, Eier und Meeresfrüchte.

Bei der Nordic-Diät handelt es sich um eine kohlenhydratarme und fettreiche Ernährung. Das Beste an dieser Diät ist, dass sie ihre Fettreserven als Brennstoff nutzt. Das bedeutet, dass der Körper kein Muskelgewebe abbauen oder andere Hormone dämpfen muss, was zu einer verbesserten kognitiven Leistungsfähigkeit führt. Eine nordische Ernährung ist reich an pflanzlichen Lebensmitteln und umfasst ausgezeichnete frische Meeresfrüchte. Es enthält auch etwas Milchprodukte und Eier, aber die Kohlenhydrate sind begrenzt. Im Durchschnitt ist die Ernährung arm an gesättigten Fettsäuren und Cholesterin. Nachteile: Sie wird oft als die gesündeste Ernährung angepriesen, aber es gibt keine fundierten Studien, die diese Behauptung stützen. Unter der Nordic-Diät versteht man eine gesunde, vorwiegend auf pflanzlichen Lebensmitteln basierende Ernährung, die in den letzten Jahren immer beliebter geworden ist. Obwohl der Fleischkonsum in den nordischen Ländern weitaus geringer ist, konsumieren sie mehr Fisch als der Durchschnittsbürger. Viele Menschen glauben, dass die Nordic-Diät dazu beitragen kann, Herzkrankheiten, Diabetes und Krebs vorzubeugen. Eine nordische Ernährung legt Wert auf Vollkornprodukte, Gemüse und Obst. Es handelt sich um eine Diät mit hohem Proteingehalt und wenig Lebensmitteln wie Brot, Nudeln und Süßigkeiten. Experten glauben, dass es denjenigen zugute kommen kann, die Gewicht verlieren oder Muskelmasse aufbauen möchten. Stellen Sie einfach sicher, dass Sie reichlich Vollkornprodukte zu sich nehmen, dann profitieren Sie von den Vorteilen dieser Diät, ohne dass sie wirkliche Nachteile mit sich bringt. Die nordische Ernährung wird für ihre Gesundheit hoch gelobt! Es wird mit einer deutlichen Verbesserung der Stoffwechselgesundheit und einem geringeren Risiko für viele chronische Krankheiten in Verbindung gebracht. Mehrere Studien haben die Auswirkungen der nordischen Ernährung auf die Gesundheit untersucht.

- Gewichtsverlust: In einer Studie mit 147 übergewichtigen Männern und Frauen wurden die Teilnehmer nach dem Zufallsprinzip 26 Wochen lang entweder der nordischen Diät oder einer durchschnittlichen dänischen Diät zugeteilt. Die Teilnehmer wurden angewiesen, die Kalorienzufuhr nicht gezielt einzuschränken. Personen, die die nordische Diät befolgten, verloren 10,4 Pfund (4,7 kg), während diejenigen, die eine typisch dänische Diät befolgten, nur 3,3 Pfund (1,5 kg) verloren.

- Typ-2-Diabetes: Der Nordic Food Index enthält sechs Lebensmittel (Äpfel und Birnen, Kohl, Fisch, Haferflocken, Wurzelgemüse und Roggenbrot) und wurde verwendet, um Daten zur Einhaltung eines Essverhaltens bei der nordischen Diät zu erhalten. Die Einhaltung, gemessen auf einer Skala von 0 bis 6, war mit einem geringeren Risiko für Typ-2-Diabetes verbunden. Eine strikte Einhaltung (Wertung 5-6) führte zu einem geringeren Risiko von 25 % bei Frauen und 38 % bei Männern im Vergleich zu schlechter Einhaltung (Wertung 0 Punkte).

- Blutdruck: In derselben 26-wöchigen Studie, in der die Auswirkungen einer nordischen Diät im Vergleich zu einer dänischen Standarddiät auf die Gewichtsabnahme untersucht wurden, fanden Forscher heraus, dass die nordische Diät den systolischen und diastolischen Blutdruck um 5,1 mmHg bzw. 3,2 mmHg senkte.

- Lipidprofile: Um die Auswirkungen der nordischen Diät auf Lipidprofile zu untersuchen, absolvierten 169 Personen eine 18-24-wöchige Intervention, bei der sie entweder auf eine nordische Diät („gesunde Diät") oder eine Kontrolldiät („die durchschnittliche nordische Diät") gesetzt wurden.). Teilnehmer, die eine nordische Diät befolgten, verzeichneten eine leichte Senkung des Nicht-HDL-Cholesterins sowie der LDL/HDL- und Apo B/Apo A1-Verhältnisse – allesamt starke Risikofaktoren für Herzerkrankungen.

- Sättigungsgefühl sollte kein Problem sein: Um bei jeder Diät erfolgreich zu sein, legen Ernährungsexperten Wert auf ein Sättigungsgefühl – das zufriedene Gefühl, genug gegessen zu haben. Bei der nordischen Ernährung wird das kein Problem sein, proteinreiche Lebensmittel zu jeder Mahlzeit verhindern, dass Sie hungrig werden.

- Ernährung: Alle wichtigen Lebensmittelgruppen sind Teil der nordischen Ernährung, und die Ernährung legt Wert auf vollwertige Lebensmittel, die immer gesünder sind als verarbeitete Lebensmittel. Obst, Gemüse und Vollkorn liefern viele Nährstoffe, bunte Beeren Antioxidantien und Fisch Omega-3-Fettsäuren.

- Nachhaltigkeit und Umweltbewusstsein: Bei der Formulierung der nordischen Ernährung wurden vier einfache Überlegungen zur Nachhaltigkeit berücksichtigt:

- Konzentrieren Sie sich auf lokal angebaute Lebensmittel, um den Transport von

Lebensmitteln zu minimieren und so die negativen Auswirkungen des Transports auf die Umwelt zu minimieren.

- Konzentrieren Sie sich auf Lebensmittel aus biologischem Anbau. Das Prinzip der ökologischen Produktion basiert in erster Linie auf der Rücksichtnahme auf die Natur und die Artenvielfalt und ist ein Versuch, den Boden, die Artenvielfalt, die Qualität, die Gesundheit und das Wohlergehen der Natur, einschließlich Pflanzen, Tiere und Menschen, zu schützen.

- Konzentrieren Sie sich darauf, einen Teil der Ernährung aus Lebensmitteln aus der Wildnis zusammenzustellen, die Artenvielfalt zu fördern und den Einsatz von Düngemitteln und Pestiziden zu minimieren.

- Konzentrieren Sie sich darauf, Abfall zu minimieren und alle gekauften Lebensmittel zu verwerten.

- Zeitaufwändig: Verarbeitete Lebensmittel sind nicht erlaubt, das heißt, der Großteil Ihrer Ernährung sollte zu Hause zubereitet werden. Außerdem empfehlen die Erfinder der Diät, die Mahlzeiten gemächlich und achtsam zu sich zu nehmen, was für manche Menschen eine Herausforderung darstellen kann, wenn sie wenig Zeit haben. Das routinemäßige Zubereiten und Sitzen für hausgemachte Mahlzeiten erfordert ein erhebliches Engagement für den Lebensstil.

- Teuer: Bio-Produkte und Fisch können teuer sein, selbst wenn Sie an einem Ort leben, an dem es reichlich Meeresfrüchte gibt oder es viele Bio-Bauernhöfe gibt.

Wie sich die nordische Ernährung von der mediterranen Ernährung unterscheidet

Die nordische Ernährung ist der mediterranen Ernährung eigentlich ziemlich ähnlich. Beide Diäten fördern den Verzehr von Obst und Gemüse, Vollkorngetreide (statt raffiniertem Getreide), fettem Fisch, Nüssen, Samen und Hülsenfrüchten. Dazu gehören auch moderate Mengen

Eier und kleine Mengen Milchprodukte, aber Zucker und verarbeitete Lebensmittel sowie rotes Fleisch beschränken sich. Es gibt einen wesentlichen Unterschied zwischen den Diäten. Während die mediterrane Ernährung für ihren Fokus auf Olivenöl bekannt ist, fördert die nordische Ernährung den Verzehr von Rapsöl.

Rapsöl ist wie Olivenöl reich an herzgesunden einfach ungesättigten Fettsäuren. Diese Fette tragen zur Senkung des schlechten Cholesterins (LDL) und zur Kontrolle des Blutzuckers (Blutzucker) bei. Rapsöl enthält aber auch etwas Alpha-Linolensäure (ALA), eine pflanzliche Omega-3-Fettsäure, ähnlich der Omega-3-Fettsäure, die in fettem Fisch vorkommt. Omega-3-Fettsäuren reduzieren nachweislich Entzündungen und können zur Vorbeugung chronischer Krankheiten wie Herzerkrankungen und Arthritis beitragen. Sie können auch für die Gesundheit und Entwicklung des Gehirns sowie für gesundes Wachstum und gesunde Entwicklung wichtig sein. Wer mit der beliebten mediterranen Ernährung vertraut ist, wird viele Ähnlichkeiten mit der nordischen Ernährung erkennen. Was, wenn man sich die Geografie beider Orte anschaut, tatsächlich sehr viel Sinn ergibt. Wie die Mittelmeerregion verfügt auch Skandinavien über Hunderte Kilometer Küstenlinie, was die Vorliebe beider Regionen für Meeresfrüchte erklärt. Diese Küstennähe sorgt auch für mildere Temperaturen und damit für bessere landwirtschaftliche Bedingungen. Aus diesem Grund wird in den Küchen beider Diäten so viel Gemüse verwendet. Aber die nordische Ernährung unterscheidet sich in zwei wesentlichen Punkten von ihrer südlichen Cousine.

Sie verwenden Rapsöl anstelle von Olivenöl

Während das warme Mittelmeerklima geradezu von Oliven für die Ölherstellung wimmelt, ist das Klima Skandinaviens nicht für erstklassigen Olivenanbau geeignet. Stattdessen gibt es in Schweden Tausende Hektar Rapspflanzen – die Grundlage für Rapsöl.

Hinweis: Rapsöl steht zwar auf der Liste der besten Öle für die Gesundheit der American Heart Association, Untersuchungen ergaben jedoch, dass Olivenöl laut einer

Forschungsübersicht aus dem Jahr 2014 die bessere Wahl zur Behandlung von Entzündungen ist.

Sie konzentrieren sich auf die Auswirkungen auf die Umwelt

Als die moderne nordische Ernährung im Jahr 2004 entwickelt wurde, hatten die Entwickler die Umwelt im Kopf. „Bei der nordischen Ernährung liegt der Schwerpunkt stärker auf regionalen und nachhaltigen Lebensmitteln als bei der mediterranen Ernährung", sagt Amos. Daher ist es beim nordischen Essen wichtig, sich auf Zutaten mit der geringsten Umweltbelastung zu konzentrieren, insbesondere auf pflanzliche und lokal hergestellte Lebensmittel.

Ist die nordische Ernährung das Richtige für Sie?

Da der Schwerpunkt auf dem Verzehr von Lebensmitteln aus der Region liegt, kann die Befolgung der nordischen Ernährung eine gute Möglichkeit sein, lokale Bauernmärkte in Ihrer Nähe auszuprobieren. „Viele von ihnen werden verschiedene Stände mit Bauern haben, die saisonales Obst und Gemüse ernten", sagt Barth. „Sie können auch Ihren örtlichen Lebensmittelladen fragen, ob er lokale Produkte und Produkte führt." Für einige könnte die Einhaltung der nordischen Ernährung aufgrund der Verfügbarkeit lokaler Produkte eine Herausforderung darstellen. Es erfordert Planung, daher könnten die Zeit und das Engagement für manche eine Herausforderung sein. Da Produkte wie Preiselbeeren und Moltebeeren in den USA nicht erhältlich sind, müssen Sie möglicherweise Ihre Essgewohnheiten anpassen, je nachdem, was in Ihrer Region verfügbar ist. Unabhängig davon, ob Sie sich auf den lokalen Aspekt der Lebensmittelbeschaffung konzentrieren, ist die nordische Ernährung ein guter Leitfaden, um sich ein realistisches Essverhalten anzueignen. Es kann sogar für Veganer und Vegetarier modifiziert werden, indem mehr pflanzliche Lebensmittel in Ihre Ernährung aufgenommen werden. „Der Ansatz der nordischen Ernährung ist eher ein Leitfaden, der für jemanden wirklich nachhaltig sein kann", sagt Barth. „Es geht nur um die Grundlagen und nicht darum, zu viel nachzudenken oder zu komplizieren, was man isst."

Da die nordische Ernährung den Schwerpunkt auf Bio-Lebensmittel legt, könnte sie teuer sein. Sofern Sie keinen Zugang zu lokalen Bauernmärkten und Fischereien haben, müssen Sie sich an Lebensmittelgeschäfte wenden, wo frische Produkte aus dem Garten und Fisch direkt aus dem Wasser teuer sein können.

Alternativen zur Nordischen Diät

Im Allgemeinen handelt es sich bei der nordischen Diät um eine gesunde Ernährung, die neben Gemüse und Obst auch natürliche Proteinquellen einbezieht. Das größte Missverständnis über diese Diät ist, dass sie zu restriktiv ist. Tatsächlich erlaubt diese Diät die Aufnahme komplexer Kohlenhydrate wie braunem Reis, Quinoa und Hafer. Die Nordische Diät, auch „dänisch" oder „skandinavisch" genannt, ist eine ausgewogene Ernährung aus fettarmen Milchprodukten, Obst, Gemüse, Vollkornprodukten, Hülsenfrüchten und Fisch. Viele Experten glauben, dass diese Ernährung der Grund für die langjährige Langlebigkeit der Nationen ist. Einige Leute finden es jedoch möglicherweise zu restriktiv. Die gesundheitlichen Vorteile der nordischen Diät Die nordische Diät ist ein Ernährungsmuster, das darauf abzielt, die allgemeine Gesundheit und das Wohlbefinden zu verbessern, indem die Aufnahme von Zucker, gesättigten Fetten und rotem Fleisch begrenzt wird. Es wird oft als „gesunde Ernährung fürs Leben" bezeichnet und enthält hauptsächlich pflanzliche Lebensmittel mit niedrigem Zuckergehalt und hohem Nährstoffgehalt.

Kapitel Zwei

Rezepte für die nordische Ernährung

Diätsuppe

Rezeptzusammenfassung

Vorbereitung: 20 Min

Kochen: 30 Min

Gesamt: 50 Min

Portionen: 8

Ergiebigkeit: 8 Portionen

Zutaten

- 1 mittelgroßer Kohlkopf, gehackt

- 1 Zwiebel, gehackt

- 3 große Karotten, gehackt

- 3 Stangen Sellerie, gehackt

- 3 Tomaten, gehackt

- 16 Unzen gefrorene grüne Bohnen

- 2 (1 Unze) Packungen trockene Zwiebelsuppenmischung

- 6 Tassen Wasser

Richtungen

Schritt 1

Wasser, Suppenmischung und Gemüse in einem großen Suppentopf vermischen. Zum Kochen bringen. Hitze reduzieren und köcheln lassen, bis das Gemüse weich ist.

Nährwertangaben

Pro Portion: 94 Kalorien; Eiweiß 3,6 g; Kohlenhydrate 21g; Fett 0,5 g; Natrium 672,9 mg.

Suppe aus der Küchenspüle

Rezeptzusammenfassung

Vorbereitung: 20 Min

Kochen: 30 Min

Gesamt: 50 Min

Portionen: 10

Ergiebigkeit: 10 Portionen

Zutaten

- 10 Tassen Hühnerbrühe
- 2 Kartoffeln, gewürfelt
- 2 Karotten, in Scheiben geschnitten
- 2 Stangen Sellerie, gewürfelt
- 5 frische Champignons, in Scheiben geschnitten
- 1 grüne Paprika, gehackt
- 1 frischer Brokkoli, gehackt
- 4 Tassen Blumenkohlröschen
- 1 Pastinake, in Scheiben geschnitten
- 1 Zwiebel, gehackt
- 1 Tasse grüne Erbsen
- 1 Tasse geschnittene grüne Bohnen, abgetropft
- 1 Tasse Wachsbohnen, abgetropft

- ½ Tasse gekochte Kichererbsen
- ½ Tasse gekochte weiße Bohnen
- Salz und Pfeffer nach Geschmack
- 1 Teelöffel getrocknete Petersilie

Richtungen

Schritt 1

In einem großen Suppentopf alle Zutaten vermischen und bei mittlerer Hitze, teilweise abgedeckt, etwa 30 Minuten kochen, bis das gesamte Gemüse weich ist. Heiß mit Butterkeksen servieren.

Nährwertangaben

Pro Portion: 160 Kalorien; Protein 10,3 g; Kohlenhydrate 26,3 g; Fett 1,9 g; Natrium 1008,1 mg.

Schokoladenkekse für spezielle Diäten

Rezeptzusammenfassung

Vorbereitung: 15 Min

Kochen: 12 Min

Zusätzlich: 23 Min

Gesamt: 50 Min

Portionen: 48

Ausbeute: 4 Dutzend

Zutaten

- ½ Tasse Butter, weich
- ¾ Tasse granulierter künstlicher Süßstoff
- 2 Esslöffel Wasser
- ½ Teelöffel Vanilleextrakt
- 1 Ei, geschlagen
- 1 ⅛ Tassen Allzweckmehl
- ½ Teelöffel Backpulver
- ½ Teelöffel Salz
- ½ Tasse halbsüße Schokoladenstückchen
- ½ Tasse gehackte Pekannüsse

Richtungen

Schritt 1

Den Ofen auf 375 Grad F (190 Grad C) vorheizen.

Schritt 2

In einer mittelgroßen Schüssel Butter und Zuckerersatz cremig rühren. Wasser, Vanille und Ei untermischen. Mehl, Backpulver und Salz zusammen sieben; unter die Rahmmischung rühren. Schokoladenstückchen und Pekannüsse untermischen. Lassen Sie Kekse fallen, indem Sie Teelöffel davon auf ein Backblech häufen.

Schritt 3

Im vorgeheizten Backofen 10 bis 12 Minuten backen. Von den Backblechen nehmen und auf Drahtgittern abkühlen lassen. Diese Kekse lassen sich gut einfrieren.

Nährwertangaben

Pro Portion: 60 Kalorien; Protein 4,2 g; Kohlenhydrate 3,5 g; Fett 3,4 g; Cholesterin 9 mg; Natrium 53,8 mg.

Balalaika
Rezeptzusammenfassung

Vorbereitung: 1 Min

Gesamt: 1 Min

Portionen: 1

Ergiebigkeit: 1 Portion

Zutaten

- 1 Flüssigunze Wodka
- ½ Flüssigunze Cointreau
- 1 Flüssigunze Zitronensaft
- 1 Zitronenscheibe zum Garnieren

Richtungen

Schritt 1

Wodka und Cointreau in ein Longdrinkglas mit Eis füllen. Fügen Sie so viel Zitronensaft hinzu, dass das Glas bis zur Hälfte reicht, oder je nach Geschmack. Mit einer Zitronenscheibe außen auf dem Glas garnieren.

Nährwertangaben

Pro Portion: 124 Kalorien; Protein 0,3 g; Kohlenhydrate 10,2 g; Fett 0,1 g; Cholesterin 0 mg; Natrium 1,9 mg.

Pfirsichkosmos

Rezeptzusammenfassung

Vorbereitung: 5 Min

Gesamt: 5 Min

Portionen: 1

Ausbeute: 1 Cocktail

Zutaten

- Eiswürfel
- 2 Flüssigunzen Wodka mit Pfirsichgeschmack
- 1 Flüssigunze Cranberrysaft
- ½ Flüssigunze Orangenlikör, z. B. Triple Sec
- 1 Stück frische Limette
- 1 Zitronenschale

Richtungen

Schritt 1

Füllen Sie einen Cocktailshaker mit Eis. Pfirsichwodka, Cranberrysaft, Orangenlikör und einen Spritzer Limettensaft hinzufügen. Abdecken und etwa 1 Minute lang kräftig schütteln, bis es vollständig abgekühlt ist.

Schritt 2

In ein gekühltes Weinglas abseihen. Mit Zitronenscheibe garnieren.

Nährwertangaben

Pro Portion: 193 Kalorien; Protein 0,1 g; Kohlenhydrate 11,3 g; Fett 0,1 g; Natrium 1,8 mg.

Kosmopolitisch

Rezeptzusammenfassung

Vorbereitung: 3 Min

Gesamt: 3 Min

Portionen: 1

Ergiebigkeit: 1 Portion

Zutat

Richtungen

Schritt 1

Alle Zutaten mit viel Eis in einen Shaker geben. Einige Sekunden lang kräftig schütteln und in ein Cocktailglas abseihen. Mit einer Limettenscheibe garnieren.

Nährwertangaben

Pro Portion: 174 Kalorien; Protein 0,1 g; Kohlenhydrate 13,3 g; Fett 0,1 g; Cholesterin 0 mg; Natrium 2,5 mg.

Zitronentropfen II

Rezeptzusammenfassung

Vorbereitung: 2 Min

Gesamt: 2 Min

Portionen: 4

Ergiebigkeit: 4 Portionen

Zutaten

- 4 Flüssigunzen Zitronenwodka
- 2 Teelöffel Zitronensaft
- 4 Flüssigunzen Triple-Sec-Likör
- 4 Maraschino-Kirschen

Richtungen

Schritt 1

Geben Sie jeweils eine Maraschino-Kirsche in 4 Schnapsgläser oder Likörgläser. Wodka, Zitronensaft und Triple Sec in einem gekühlten Cocktailshaker vermischen. Schütteln und dann über die Maraschino-Kirschen in die Gläser gießen.

Nährwertangaben

Pro Portion: 171 Kalorien; Protein 0g; Kohlenhydrate 13,5 g; Fett 0,1 g; Cholesterin 0 mg; Natrium 2,3 mg.

Saftige Slow Cooker-Hähnchenbrust für jede Diät
Rezeptzusammenfassung

Vorbereitung: 10 Min

Kochen: 6 Std

Gesamt: 6 Std . 10 Min

Portionen: 4

Ergiebigkeit: 4 Portionen

Zutaten

- 1 Pfund Hähnchenbrusthälften ohne Haut und Knochen

- 1 (14,5 Unzen) Dose kleine, gewürfelte Tomaten
- ¼ Zwiebel, gehackt (optional)
- 1 Teelöffel italienisches Gewürz (optional)
- 1 Knoblauchzehe, gehackt (optional)

Richtungen

Schritt 1

Hähnchen in einen Slow Cooker geben. Tomaten über das Hähnchen gießen; Fügen Sie Zwiebeln, italienische Gewürze und Knoblauch hinzu.

Schritt 2

6 bis 8 Stunden auf niedriger Stufe kochen.

Anmerkung des Kochs:

Anstelle des italienischen Gewürzes können Sie auch jede andere Kräutersorte verwenden.

Nährwertangaben

Pro Portion: 144 Kalorien; Protein 23,1 g; Kohlenhydrate 5,2 g; Fett 2,4 g; Cholesterin 58,5 mg; Natrium 208 mg.

Rezeptzusammenfassung

Vorbereitung: 15 Min

Kochen: 40 Min

Zusätzlich: 30 Min

Gesamt: 1 Stunde und 25 Minuten

Portionen: 4

Ausbeute: 4 Hähnchenbrüste

Zutaten

- ¾ Tasse Balsamico-Essig
- ½ Tasse Wasser
- 1 Teelöffel getrocknete gehackte Zwiebel
- ½ Teelöffel zerstoßene rote Paprikaflocken
- ½ Teelöffel getrockneter gehackter Knoblauch
- ¼ Teelöffel Salz
- ¼ Teelöffel gemahlener schwarzer Pfeffer
- ¼ Teelöffel Paprika
- ¼ Teelöffel zerstoßener getrockneter Rosmarin

- ¼ Teelöffel getrocknete Petersilienflocken
- ¼ Teelöffel Chilipulver
- ⅛ Teelöffel getrockneter Oregano
- 4 (6 Unzen) Hähnchenbrusthälften ohne Haut und Knochen

Richtungen

Schritt 1

Balsamico-Essig, Wasser, Zwiebeln, rote Paprikaflocken, Knoblauch, Salz, Pfeffer, Paprika, Rosmarin, Petersilie, Chilipulver und Oregano in einer Schüssel verrühren und in einen wiederverschließbaren Plastikbeutel füllen. Die Hähnchenbrüste dazugeben, mit der Marinade bestreichen, überschüssige Luft herausdrücken und den Beutel verschließen. 30 Minuten bis über Nacht im Kühlschrank marinieren.

Schritt 2

Den Ofen auf 400 Grad F (200 Grad C) vorheizen. Ein Backblech mit Aluminiumfolie auslegen oder eine Grillpfanne leicht einfetten. Die Hähnchenbrüste aus der Marinade nehmen und überschüssiges Fleisch abschütteln. Die restliche Marinade wegschütten und die Hähnchenbrüste auf das Backblech legen.

Schritt 3

Im vorgeheizten Ofen backen, bis die Hähnchenbrust goldbraun und in der Mitte nicht mehr rosa ist, 30 bis 40 Minuten. Ein in der Mitte eingesetztes sofort ablesbares Thermometer sollte 74 °C (165 °F) erreichen.

Nährwertangaben

Pro Portion: 222 Kalorien; Eiweiß 35,7 g; Kohlenhydrate 8g; Fett 4,3 g; Cholesterin 96,9 mg; Natrium 244,3 mg.

Mit Speck und Feta gefüllte Hähnchenbrust
Rezeptzusammenfassung

Vorbereitung: 10 Min

Kochen: 3 Std

Gesamt: 3 Std . 10 Min

Portionen: 8

Ausbeute: 8 gefüllte Hähnchenbrüste

Zutaten

- 8 Scheiben Speck

- ½ Tasse zerbröckelter Feta

- 8 Hähnchenbrusthälften ohne Haut und Knochen

- 4 (14,5 Unzen) Dosen gewürfelte Tomaten

- 2 Esslöffel gehacktes frisches Basilikum

Richtungen

Schritt 1

Legen Sie den Speck in eine große, tiefe Pfanne und kochen Sie ihn bei mittlerer bis hoher Hitze unter gelegentlichem Wenden etwa 10 Minuten lang, bis er gleichmäßig gebräunt ist. Die Speckscheiben auf einem mit Küchenpapier ausgelegten Teller abtropfen lassen. Abkühlen lassen, dann in kleine Stücke zerbröckeln.

Schritt 2

Speck und Feta in einer kleinen Schüssel vermischen.

Schritt 3

Schneiden Sie der Länge nach einen 2 bis 3 Zoll breiten Schlitz in die Seite der Hähnchenbrust, sodass eine

Tasche entsteht, und füllen Sie die Mischung mit der Mischung. Mit Zahnstochern fest verschließen.

Schritt 4

Geben Sie das Hähnchen in den Slow Cooker und fügen Sie dann Tomaten und Basilikum hinzu.

Schritt 5

Auf hoher Stufe kochen, bis das Huhn in der Mitte nicht mehr rosa ist, etwa drei Stunden.

Nährwertangaben

Pro Portion: 246 Kalorien; Protein 33,7 g; Kohlenhydrate 7,2 g; Fett 7,3 g; Cholesterin 86,8 mg; Natrium 710,9 mg.

Tequila-Limetten-Hähnchen
Rezeptzusammenfassung

Vorbereitung: 10 Min

Kochen: 35 Min

Zusätzlich: 1 Std

Gesamt: 1 Stunde und 45 Minuten

Portionen: 4

Ergiebigkeit: 4 Portionen

Zutaten

- 3 Hähnchenbrüste ohne Haut und Knochen
- ½ Tasse Tequila
- 1 Limette, abgerieben und entsaftet
- ¼ Teelöffel Knoblauchpulver, geteilt
- ¼ Teelöffel Chilipulver, geteilt
- 3 Unzen geriebene Käsemischung nach mexikanischer Art

Richtungen

Schritt 1

Hähnchenbrust in einer Auflaufform anrichten; Tequila und den Saft einer halben Limette hinzufügen. Streuen Sie die Hälfte der Limettenschale, die Hälfte des Knoblauchpulvers und die Hälfte des Chilipulvers über das Huhn. Decken Sie die Schüssel mit Plastikfolie ab und marinieren Sie sie 30 Minuten lang im Kühlschrank.

Schritt 2

Hähnchenbrust wenden; Restlichen Limettensaft, Limettenschale, Knoblauchpulver und Chilipulver darüber streuen. Nochmals abdecken und weitere 30 Minuten im Kühlschrank marinieren.

Schritt 3

Heizen Sie den Ofen auf 425 Grad F (220 Grad C) vor. Decken Sie die Auflaufform ab und entsorgen Sie die Tequila-Limetten-Marinade.

Schritt 4

Hähnchen im vorgeheizten Ofen 25 Minuten backen. Streuen Sie Käse nach mexikanischer Art über das Hähnchen und backen Sie weiter, bis das Hähnchen in der Mitte nicht mehr rosa ist und der Saft klar wird, weitere etwa 10 Minuten. Ein in der Mitte eingesetztes sofort ablesbares Thermometer sollte mindestens 74 °C (165 °F) anzeigen.

Anmerkung der Redaktion:

Die Nährwertangaben für dieses Rezept umfassen die gesamte Menge an Marinadenzutaten. Die tatsächlich verbrauchte Menge an Marinade kann variieren.

Nährwertangaben

Pro Portion: 244 Kalorien; Protein 22,5 g; Kohlenhydrate 1,7 g; Fett 8,8 g; Cholesterin 68,8 mg; Natrium 207 mg.

Tequila-Limetten-Burger

Rezeptzusammenfassung

Vorbereitung: 10 Min

Kochen: 20 Min

Gesamt: 30 Min

Portionen: 8

Ausbeute: 8 Burger

Zutaten

- 2 Pfund Hackfleisch
- ¼ Tasse Steaksauce
- ¼ Tasse Worcestershire-Sauce

- 2 Esslöffel Montreal-Steakgewürz

- 2 Esslöffel Tequila

- 2 Esslöffel frischer Limettensaft

- 1 Teelöffel Limettenschale

Richtungen

Schritt 1

Heizen Sie einen Außengrill auf hohe Hitze vor und ölen Sie den Rost leicht ein.

Schritt 2

Hackfleisch, Steaksauce, Worcestershire-Sauce, Montreal-Gewürz, Tequila, Limettensaft und Limettenschale in einer großen Schüssel vermischen, bis alles gleichmäßig vermischt ist. Aus der Masse 8 Patties formen.

Schritt 3

Braten Sie die Pastetchen auf dem vorgeheizten Grill bis zum gewünschten Gargrad, 7 bis 10 Minuten auf jeder Seite, bis sie durch sind.

Nährwertangaben

Pro Portion: 225 Kalorien; Eiweiß 19,2 g; Kohlenhydrate 4g; Fett 13,4 g; Cholesterin 69 mg; Natrium 950,7 mg.

Mariniertes Fajita-Hähnchen
Rezeptzusammenfassung

Vorbereitung: 10 Min

Kochen: 35 Min

Zusätzlich: 8 Std

Gesamt: 8 Std. 45 Min

Portionen: 4

Ergiebigkeit: 4 Portionen

Zutaten

- 1 Tasse Limettensaft
- 4 ½ Teelöffel Olivenöl
- 2 Knoblauchzehen, zerdrückt
- ½ Teelöffel gemahlener Kreuzkümmel
- ½ Teelöffel Chilipulver
- ¼ Teelöffel Salz

- ¼ Teelöffel rote Paprikaflocken
- 5 Hähnchenbrusthälften ohne Haut und Knochen

Richtungen

Schritt 1

Limettensaft, Olivenöl, Knoblauch, gemahlenen Kreuzkümmel, Chilipulver, Salz und rote Pfefferflocken in einer Schüssel verquirlen; In einen großen wiederverschließbaren Plastikbeutel füllen.

Schritt 2

Die Hähnchenbrüste in den Beutel geben, mit der Marinade bestreichen, überschüssige Luft herausdrücken und den Beutel verschließen.

Schritt 3

8 Stunden bis über Nacht im Kühlschrank marinieren.

Schritt 4

Heizen Sie den Ofen auf 375 Grad F (190 Grad C) vor.

Schritt 5

Nehmen Sie das Hähnchen aus der Marinade und schütteln Sie überschüssiges Fleisch ab. Restliche Marinade wegwerfen. Hähnchenbrust in einer Auflaufform anrichten.

Schritt 6

Hähnchenbrust im vorgeheizten Ofen backen, bis die Mitte nicht mehr rosa ist und der Saft klar austritt (ca. 35 Minuten). Ein in der Mitte eingesetztes sofort ablesbares Thermometer sollte mindestens 74 °C (165 °F) anzeigen.

Schritt 7

Hähnchenbrust mit zwei Gabeln bis zur gewünschten Konsistenz zerkleinern.

Nährwertangaben

Pro Portion: 242 Kalorien; Protein 26,5 g; Kohlenhydrate 6,1 g; Fett 12,6 g; Cholesterin 71,3 mg; Natrium 209,7 mg.

Eisiger Mokka mit Schokoladengeschmack
Rezeptzusammenfassung

Vorbereitung: 5 Min

Kochen: 1 Min

Gesamt: 6 Min

Portionen: 1

Ergiebigkeit: 1 Portion

Zutaten

- 1 ¼ Tassen kalter Kaffee, geteilt
- 1 Umschlag kalorienarme heiße Kakaomischung
- Eiswürfel oder nach Bedarf
- ½ Tasse ungesüßte Mandelmilch
- 2 Esslöffel zuckerfreier Schokoladensirup oder mehr nach Geschmack

Richtungen

Schritt 1

Erhitzen Sie 1/4 Tasse Kaffee in einer Tasse in der Mikrowelle, bis er warm ist, etwa 30 Sekunden lang. Die Kakaomischung in den Kaffee einrühren, bis sie sich aufgelöst hat.

Schritt 2

Füllen Sie ein großes Glas mit Eiswürfeln. Gießen Sie 1 Tasse kalten Kaffee und Mandelmilch über die Eiswürfel. Die Kakaomischung und den Schokoladensirup in den Kaffee und die Mandelmilch einrühren.

Nährwertangaben

Pro Portion: 105 Kalorien; Protein 5,2 g; Kohlenhydrate 16,7 g; Fett 1,8 g; Cholesterin 2,9 mg; Natrium 255,3 mg.

Geeiste Mokka-Cola

Rezeptzusammenfassung

Vorbereitung: 5 Min

Gesamt: 5 Min

Portionen: 1

Ergiebigkeit: 1 Portion

Zutaten

- Eis oder nach Bedarf
- 1 Esslöffel Instantkaffeegranulat

- 1 (12 Flüssigunzen) Dose oder Flasche kohlensäurehaltiges Getränk mit Cola-Geschmack oder nach Bedarf.
- 1 ½ Flüssigunzen halb und halb

Richtungen

Schritt 1

Füllen Sie ein hohes Glas mit Eis. Fügen Sie Instantkaffeegranulat hinzu. Gießen Sie langsam Cola in das Glas. Rühren Sie die Hälfte vorsichtig in die Cola, um sie zu integrieren.

Nährwertangaben

Pro Portion: 217 Kalorien; Eiweiß 1,6 g; Kohlenhydrate 41,5 g; Fett 5,2 g; Cholesterin 16,8 mg; Natrium 41,7 mg.

Zuckerfreier Frischkäse-Zuckerguss

Rezeptzusammenfassung

Vorbereitung: 5 Min

Gesamt: 5 Min

Portionen: 12

Ergiebigkeit: 12 Portionen

Zutaten

- 1 (8 Unzen) Packung fettreduzierter Frischkäse, weich
- ½ Tasse körniger Sucrolose- Süßstoff (wie Splenda®) oder mehr nach Geschmack
- 1 (8 Unzen) Behälter mit gefrorenem Schlagsahne, aufgetaut
- 1 Teelöffel Vanilleextrakt

Richtungen

Schritt 1

Frischkäse und Sucralose-Süßstoff in einer Schüssel mit einem Elektromixer verrühren, bis eine glatte und cremige Masse entsteht. Schlagsahne und Vanilleextrakt unterrühren, bis eine glatte Masse entsteht.

Nährwertangaben

Pro Portion: 104 Kalorien; Protein 2,2 g; Kohlenhydrate 5,7 g; Fett 8,1 g; Cholesterin 10,6 mg; Natrium 60,7 mg.

Cremiges Frischkäse-Zuckerguss

Rezeptzusammenfassung

Vorbereitung: 10 Min

Gesamt: 10 Min

Portionen: 12

Ausbeute: 1 Glasur für 1 Kuchen

Zutaten

- 1 (3 Unzen) Packung Frischkäse
- 1 ¾ Tassen Puderzucker
- 1 (8 Unzen) Behälter mit gefrorenem Schlagsahne, aufgetaut

Richtungen

Schritt 1

In einer großen Schüssel Frischkäse und Zucker glatt rühren. Den geschlagenen Belag unterheben.

Nährwertangaben

Pro Portion: 155 Kalorien; Protein 0,8 g; Kohlenhydrate 22,7 g; Fett 7,2 g; Cholesterin 7,8 mg; Natrium 25,8 mg.

Keto-freundliches Brot
Rezeptzusammenfassung

Vorbereitung: 15 Min

Kochen: 35 Min

Zusätzlich: 10 Min

Gesamt: 1 Std

Portionen: 8

Ergiebigkeit: 8 Portionen

Zutaten

- Kochspray
- 6 Eier, getrennt
- ¼ Teelöffel Weinstein
- 6 Esslöffel Kokosmehl
- 6 Esslöffel Mandelmehl
- 2 Esslöffel Pfeilwurzpulver

- 1 Teelöffel glutenfreies Backpulver

- ½ Teelöffel koscheres Salz

- ¼ Tasse Kokosöl, geschmolzen und abgekühlt

- 1 Esslöffel Honig

Richtungen

Schritt 1

Heizen Sie den Ofen auf 350 Grad F (175 Grad C) vor. Sprühen Sie eine 10 x 20 cm große Kastenform mit Kochspray ein.

Schritt 2

Eiweiß in einer Glas-, Metall- oder Keramikschüssel schaumig schlagen. Nach und nach Weinstein hinzufügen und weiter schlagen, bis sich weiche Spitzen bilden. Beiseite legen.

Schritt 3

Kokosmehl, Mandelmehl, Pfeilwurzpulver, Backpulver und Salz in einer Schüssel vermischen und gut vermischen.

Schritt 4

Eigelb mit einem Elektromixer in einer Schüssel schlagen, bis eine dicke Masse entsteht. Kokosöl und Honig hinzufügen; gut mischen. Mehlmischung hinzufügen und verrühren, bis alles gut vermischt ist. 1/4 des geschlagenen Eiweißes unterheben, bis es eingearbeitet ist. Die Hälfte des restlichen Eiweißes dazugeben und vorsichtig unterheben, bis nur noch kleine Mengen Eiweiß sichtbar sind. Mit dem restlichen Eiweiß wiederholen. Die Mischung in die vorbereitete Kastenform gießen und die Oberseite glatt streichen.

Schritt 5

Im vorgeheizten Ofen ca. 35 Minuten backen, bis die Oberfläche schön goldbraun ist. Aus dem Ofen nehmen, auf ein Kuchengitter stellen und 10 Minuten abkühlen lassen. Führen Sie ein Messer über die Seiten, stürzen Sie das Brot auf ein Gitter und lassen Sie es vollständig abkühlen.

Anmerkung des Kochs:

Das Brot kann nach Belieben aromatisiert werden, zum Beispiel mit etwas künstlichem Süßstoff und Mandel-, Orangen- oder Zitronenextrakt für einen Frühstücks- oder Dessertgenuss oder mit Kräutern für eine herzhafte Beilage.

Nährwertangaben

Pro Portion: 181 Kalorien; Protein 6,3 g; Kohlenhydrate 9,8 g; Fett 13,7 g; Cholesterin 122,8 mg; Natrium 227,3 mg.

Bestes Keto-Brot

Rezeptzusammenfassung

Vorbereitung: 15 Min

Kochen: 45 Min

Gesamt: 1 Std

Portionen: 12

Ergiebigkeit: 1 Laib

Zutaten

- Kochspray

- 7 Eier, zimmerwarm

- ½ Tasse Butter, geschmolzen und abgekühlt

- 2 Esslöffel Olivenöl

- 2 Tassen blanchiertes Mandelmehl

- 1 Teelöffel Backpulver

- ½ Teelöffel Xanthangummi

- ½ Teelöffel Meersalz

Richtungen

Schritt 1

Heizen Sie den Ofen auf 350 Grad F (175 Grad C) vor. Fetten Sie eine Silikon-Kastenform mit Kochspray ein.

Schritt 2

Eier in einer Schüssel etwa 3 Minuten lang glatt und cremig schlagen. Geschmolzene Butter und Olivenöl hinzufügen; mischen, bis alles gut vermischt ist.

Schritt 3

Mandelmehl, Backpulver, Xanthangummi und Salz in einer separaten Schüssel vermischen; gut mischen. Nach und nach zur Eimasse geben und gut verrühren, bis ein dicker Teig entsteht.

Schritt 4

Den Teig in die vorbereitete Form füllen und mit einem Spatel glatt streichen.

Schritt 5

Im vorgeheizten Ofen backen, bis ein in die Mitte gesteckter Zahnstocher sauber herauskommt, etwa 45 Minuten.

Anmerkung des Kochs:

Stellen Sie sicher, dass die Eier Zimmertemperatur haben; Dadurch wird das Brot luftiger und schmeckt besser.

Nährwertangaben

Pro Portion: 247 Kalorien; Eiweiß 7,7 g; Kohlenhydrate 4,9 g; Fett 22,8 g; Cholesterin 115,8 mg; Natrium 209,3 mg.

Rezeptzusammenfassung

Vorbereitung: 20 Min

Kochen: 18 Min

Gesamt: 38 Min

Portionen: 12

Ergiebigkeit: 12 Portionen

Zutaten

- 1 Tasse Vollkornmehl
- 1 Tasse Hafer
- ½ Tasse weißer Zucker
- 2 Teelöffel Backpulver
- ½ Teelöffel Backpulver
- ½ Teelöffel Salz
- 1 Tasse Milch
- ¼ Tasse Pflanzenöl
- 1 Ei
- 1 Teelöffel Vanilleextrakt
- 2 Tassen gewürfelte Erdbeeren

- 1 Tasse frische Blaubeeren

Richtungen

Schritt 1

Den Ofen auf 220 °C (425 °F) vorheizen. Muffinförmchen einfetten oder mit Papier-Muffinförmchen auslegen.

Schritt 2

Mehl, Haferflocken, Zucker, Backpulver, Natron und Salz in einer Schüssel vermischen. Milch, Pflanzenöl, Ei und Vanilleextrakt in einer separaten Schüssel vermischen.

Schritt 3

Die Milchmischung unter die Mehlmischung rühren, bis der Teig vermischt ist. Erdbeeren und Blaubeeren unterheben. Den Teig in die vorbereitete Muffinform geben, bis er voll ist.

Schritt 4

Im vorgeheizten Ofen backen, bis ein Zahnstocher in der Mitte sauber herauskommt, 18 bis 22 Minuten.

Nährwertangaben

Pro Portion: 164 Kalorien; Eiweiß 3,7 g; Kohlenhydrate 25,1 g; Fett 6,1 g; Cholesterin 15,3 mg; Natrium 245,4 mg.

Keto-Brötchen

Rezeptzusammenfassung

Vorbereitung: 20 Min

Kochen: 50 Min

Gesamt: 1 Stunde und 10 Minuten

Portionen: 8

Ergiebigkeit: 8 Portionen

Zutaten

- ⅔ Tasse fein gemahlene Mandeln
- ¼ Tasse Kokosmehl
- ⅓ Tasse Leinsamenmehl
- 3 Esslöffel Flohsamenschalenpulver

- 1 Teelöffel Backpulver
- 1 Teelöffel Zwiebelpulver
- ½ Teelöffel Salz oder nach Geschmack
- 1 Esslöffel Sesamkörner oder nach Wunsch
- 3 Eiweiß
- 1 Ei
- 1 Teelöffel Apfelessig
- 1 Tasse lauwarmes Wasser

Richtungen

Schritt 1

Heizen Sie den Ofen auf 350 Grad F (175 Grad C) vor.

Schritt 2

Gemahlene Mandeln, Kokosmehl, Leinsamenmehl, Flohsamenschalenpulver, Backpulver, Zwiebelpulver und Salz in einer Schüssel vermischen.

Schritt 3

Eiweiß und Ei in einer separaten Schüssel vermischen. Essig hinzufügen und gut vermischen. Die feuchten Zutaten mit der Mehlmischung in die Schüssel geben und gut vermischen. Wasser hinzufügen. Mit einem Elektromixer mixen, bis ein Teig entsteht.

Schritt 4

Den Teig in 8 gleiche Teile teilen und auf ein Backblech legen. Zu Brötchen formen und mit Sesamkörnern bestreuen.

Schritt 5

Im vorgeheizten Ofen ca. 50 Minuten goldbraun backen.

Anmerkung des Kochs:

Ersetzen Sie frisches Eiweiß nicht durch flüssiges Eiweiß aus einem Karton.

Nährwertangaben

Pro Portion: 130 Kalorien; Protein 6g; Kohlenhydrate 9,3 g; Fett 8,8 g; Cholesterin 23,3 mg; Natrium 239,8 mg.

Vegane Erdbeermuffins
Rezeptzusammenfassung

Vorbereitung: 20 Min

Kochen: 30 Min

Zusätzlich: 5 Min

Gesamt: 55 Min

Portionen: 24

Ausbeute: 2 Dutzend Muffins

Zutaten

- Kochspray
- 2 Tassen Sojamilch
- ¾ Tasse ungesüßtes Apfelmus
- 2 Esslöffel weißer Essig
- 4 Teelöffel Vanilleextrakt
- 2 ½ Tassen weißes Vollkornmehl
- 2 Tassen Turbinadozucker
- 1 Tasse Vollkornmehl
- 1 Tasse Haferflocken
- 2 Teelöffel Backpulver
- 1 Teelöffel Salz
- 1 Tasse gewürfelte Erdbeeren

Richtungen

Schritt 1

Den Ofen auf 350 Grad F (175 Grad C) vorheizen. 2 Muffinformen mit Kochspray einfetten.

Schritt 2

Sojamilch, Apfelmus, Essig und Vanilleextrakt in einer Schüssel vermischen.

Schritt 3

Weißes Vollkornmehl und Vollkornmehl zusammen in eine separate Schüssel sieben. Haferflocken, Backpulver und Salz in eine separate Schüssel geben. Sojamilchmischung unterrühren, bis eine glatte Masse entsteht. Den Teig 5 Minuten ruhen lassen.

Schritt 4

Erdbeeren unter den Teig heben. Muffinformen zu 2/3 mit Teig füllen.

Schritt 5

Im vorgeheizten Ofen backen, bis die Muffinoberseiten braun sind und sich die Ränder von der Form lösen (30 bis 40 Minuten).

Nährwertangaben

Pro Portion: 155 Kalorien; Eiweiß 3,5 g; Kohlenhydrate 34,5 g; Fett 0,9 g; Natrium 219,2 mg.

Abschluss

Die nordische Ernährung umfasst Lebensmittel, die in den nordischen Ländern häufig gegessen werden. Mehrere Studien zeigen, dass diese Ernährungsweise zu Gewichtsverlust führen und die Gesundheitswerte verbessern kann – zumindest kurzfristig (Die nordische Ernährung ist gesund, weil sie verarbeitete Lebensmittel durch Vollwertkost mit nur einer Zutat ersetzt. Sie kann zu kurzfristigem Gewichtsverlust führen und eine gewisse Senkung des Blutdrucks und der Entzündungsmarker. Allerdings ist die Evidenz schwach und widersprüchlich. Im Allgemeinen führt jede Diät, die den Schwerpunkt auf Vollwertkost anstelle von herkömmlichem westlichem Junkfood legt, wahrscheinlich zu einer gewissen Gewichtsabnahme und einer Verbesserung der Gesundheit.

Die nordische Ernährung legt den Schwerpunkt auf die Lebensmittel der nordischen Länder. Sie ähnelt der Mittelmeerdiät und legt großen Wert auf pflanzliche Lebensmittel und Meeresfrüchte. Die nordische Diät scheint zur kurzfristigen Gewichtsabnahme wirksam zu sein – auch ohne Kalorieneinschränkung. Dennoch kann es – wie bei vielen Diäten zur Gewichtsabnahme – mit der Zeit zu einer erneuten Gewichtszunahme kommen. Auch, Die nordische Ernährung scheint den Blutdruck wirksam zu senken. Die Auswirkungen auf Cholesterin, Bluttriglyceride, Blutzuckerspiegel und Entzündungsmarker sind schwach und uneinheitlich.

Dieses neue Ernährungskonzept namens „Nordische Diät" oder jemand nennt es „Neue nordische Diät" ist großartig und besteht aus lokalen und umweltfreundlichen Lebensmitteln. Aber die Realität ist, dass es schwierig sein könnte, dem zu folgen. Wenn Sie jedoch Entzündungen eindämmen, Ihre Herzgesundheit stärken und nebenbei neue Lebensmittel genießen

möchten, könnte eine nordische Diät das Richtige für Sie
sein.

www.ingramcontent.com/pod-product-compliance
Lightning Source LLC
Chambersburg PA
CBHW050648250726
48662CB00002B/547